La graphologie
pour mieux se connaître

Chez le même éditeur, dans la même collection :

- Alexandre Astier, *Petite histoire de l'Inde*
- Alexandre Astier, *Comprendre l'hindouisme*
- Edward de Bono, *Réfléchir vite et bien*
- Claude-Henry du Bord, *Le christianisme*
- Alain Cardon, Vincent Lenhardt et Pierre Nicolas, *Mieux vivre avec l'analyse transactionnelle*
- Catherine Cudicio, *Le coaching pour mieux vivre*
- Catherine Cudicio, *La PNL*
- Patrick M. Georges, *Gagner en efficacité*
- Chantal Higy-Lang et Charles Gellman, *La Gestalt-thérapie expliquée à tous*
- Gérard Huguenin, *Petit guide pour s'enrichir au quotidien*
- Gérard Huguenin, *Gagner de l'argent en Bourse*
- Madeleine Michaux, *Histoire du Moyen Âge*
- Marie-Anne Michaux, *Histoire de la Renaissance*
- Isabelle de Roux et Karine Segard, *La psychogénéalogie expliquée à tous*
- Patrick de Sainte Lorette et Jo Marzé, *Le CV et la lettre de motivation*
- Geoffroy de Turckheim, *Comprendre le protestantisme*
- Xavier Walter, *Petite histoire de la Chine*

Marylène Estier
Nathalie Rabaud

La graphologie
pour mieux se connaître

EYROLLES

Éditions Eyrolles
61, Bd Saint-Germain
75240 Paris Cedex 05
www.editions-eyrolles.com

Mise en pages : Istria

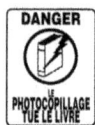

Sommaire

Avant-propos

Ce livre n'est en aucun cas un livre d'enseignement. La graphologie est une véritable science, dont l'apprentissage est long et délicat.

Nous avons uniquement pour objet de vous offrir quelques clefs de décryptage de votre écriture afin de vous aider à mieux vous connaître, et ainsi mieux préparer votre entretien d'embauche.

C'est pourquoi nous n'évoquerons ici qu'un des aspects de la graphologie : son usage professionnel.

Sur quoi se base-t-on pour définir un profil graphologique ? Quels sont les critères qui intéressent l'entreprise ? À quel moment l'analyse graphologique professionnelle intervient-elle ? Autant de questions que nous aborderons et qui vous donneront envie d'explorer davantage cette technique d'analyse.

Un lexique situé en fin d'ouvrage explicitera le sens de certains termes dans le contexte précis de la graphologie. Leur première occurrence dans le texte sera signalée par un astérisque.

Introduction

La graphologie mérite d'être mieux connue, car elle est un outil fiable pour peu qu'elle soit utilisée à bon escient et par un graphologue professionnel.

Historique

La graphologie est difficilement dissociable de la psychologie puisqu'elle s'attache à découvrir l'être humain à travers le graphisme.

De nombreux chercheurs se sont intéressés au sujet et ont créé des typologies* ; nous citerons les principaux.

En 1628, en Italie, a paru le premier ouvrage de « graphologie », écrit par Camillo Baldo. Mais c'est en France qu'est née officiellement la graphologie et qu'a été publiée par l'abbé Jean-Hippolyte Michon (1806-1881), en 1878, la première œuvre importante, *La Méthode pratique de graphologie*. L'abbé Michon y faisait le lien entre l'écriture et le caractère et y présentait une étude de caractérologie.

Cependant la référence en la matière est Jules Crépieux-Jamin (1858-1940), qui est considéré comme le « père fondateur » de la graphologie.

Jules Crépieux-Jamin a établi une nomenclature précise des signes caractéristiques des écritures. Il a travaillé en étroite collaboration avec des psychanalystes, des psychiatres et des médecins, dont son ami le docteur Paul Carton, graphologue qui a fondé sa théorie graphologique sur la doctrine des tempéraments d'Hippocrate.

De nombreux graphologues allemands et suisses ont contribué au fil du temps à élaborer des thèses pertinentes sur l'analyse de l'écriture.

Max Pulver (1889-1952) a adapté pour la première fois à la graphologie les principes du symbolisme. Son hypothèse repose sur le principe d'occupation de la page, par lequel nous exprimons de manière inconsciente notre positionnement dans la société.

Ludwig Klages (1872-1956), philosophe et psychologue, a complété l'analyse par son étude sur l'instinct de l'individu. Il y accorde une importance majeure à la notion de niveau vital (*Formniveau*) de l'écriture, qui reflète la force intérieure et la richesse du scripteur.

Aujourd'hui encore, des chercheurs en graphologie développent des thèses complémentaires pour enrichir les connaissances du caractère de l'individu par l'écriture.

Ce qu'est l'analyse graphologique professionnelle

L'analyse graphologique professionnelle consiste à rechercher l'adéquation entre un profil de poste et un candidat potentiel par l'analyse de son écriture. Elle est une technique de compréhension d'une personnalité par rapport à une fonction.

Cette analyse révèle les points forts et les points faibles au regard des exigences du profil recherché ; elle est toujours envisagée sous un angle constructif et reste respectueuse de l'intimité de la personne. Le graphologue est tenu au secret professionnel et doit se limiter à sa recherche de l'adéquation optimale entre le profil de poste et le candidat.

Si l'écriture est parlante, elle est néanmoins anonyme pour le graphologue, puisqu'il ne voit pas le candidat. De ce fait, il n'est pas influencé par des *a priori*.

La graphologie professionnelle est un outil complémentaire aux techniques utilisées par l'entreprise lors du recrutement. Elle ne remplace pas un entretien d'embauche.

© Eyrolles Pratique

L'analyse graphologique peut intervenir à différentes phases d'un recrutement, selon la culture de l'entreprise, sa taille et/ou le nombre de postulants. Par exemple, lorsqu'il y a un grand nombre de postulants, une analyse graphologique succincte permet un premier tri (on parle de *tri graphologique*). L'analyse graphologique s'attache alors essentiellement à la présentation dans l'espace graphique, l'ordonnance générale, nommée aussi le *symbolisme de l'espace*.

Dans un certain nombre d'entreprises, en revanche, l'analyse graphologique professionnelle a lieu lors de la dernière phase du recrutement ; cette analyse est approfondie et nécessite un profil de poste très détaillé. Elle intervient avant la décision finale pour infirmer ou confirmer les résultats des tests et des entretiens.

Ce que révèle l'analyse graphologique professionnelle

Le graphologue étudie régulièrement trois points : le niveau d'activité, la forme d'intelligence et le comportement.

Le niveau d'activité

Qu'est-ce qui fait agir : l'ambition, le stress, le besoin de réalisation, l'habitude ou le besoin d'entreprendre ? L'activité est-elle régulière, spasmodique ou tournée vers la réalisation ?

La forme d'intelligence

Précisons que la forme d'intelligence n'est pas le niveau d'intelligence, qui est relatif au contexte situationnel.

L'intelligence est-elle plutôt concrète (portée sur les faits) ou plutôt abstraite (portée sur les idées) ? Le jugement est-il de préférence tourné vers des faits tangibles ou de préférence lié à l'affectif ? L'intelligence est-elle plutôt synthétique ou plutôt analytique ? La pensée est-elle claire et rapide ?

Le comportement

Est-il axé plutôt sur le travail en groupe ou plutôt sur le travail en solitaire ? Comment se fait la communication : de façon réservée ou spontanée, diplomatique ou très directe ? Quelle est la réaction face aux conflits, face au stress ? Le comportement est-il extraverti ou introverti ?

Comme vous pouvez le constater, l'analyse graphologique professionnelle s'attache à livrer les points les plus favorables à une collaboration durable avec l'entreprise.

Les techniques d'analyse

Afin de vous aider à observer et à mieux situer votre écriture, nous retiendrons les techniques d'analyse suivantes :

- ▶ le symbolisme de l'espace de Max Pulver, qui décrit quatre principes fondamentaux du positionnement de l'écriture dans la page — le haut, le bas, la droite et la gauche ;

- ▶ les sept genres de Jules Crépieux-Jamin, qui base son observation sur la recherche d'harmonie de l'écriture traduisant l'équilibre du scripteur ou de la scriptrice*.

Une analyse plus approfondie utilise des apports techniques supplémentaires tels que les typologies de Sigmund Freud, Carl Gustav Jung, René Le Senne et Ludwig Klages.

Nous ne les développerons pas dans cet ouvrage par souci de simplification et de clarté. Nous n'y retiendrons que les caractéristiques les plus abordables et les plus observables pour vous permettre d'aborder l'analyse de votre propre écriture.

Recommandations et mises en garde

L'analyse doit précéder la synthèse

Toute la difficulté, pour un néophyte, est de ne pas s'attacher à un élément et d'attendre d'avoir la globalité des signes pour en faire une interprétation.

Prenons un exemple. Vous allez chez le médecin et vous vous plaignez d'un mal de tête : il vous prescrit un médicament pour le mal de tête. Si vous ajoutez que votre gorge vous brûle, il vous délivre un autre médicament. Si, enfin, vous évoquez un mal d'oreilles, il décide de soigner vos symptômes comme un tout et, plutôt qu'une succession de médicaments, il vous prescrit ceux qui soigneront la maladie dans sa globalité.

En médecine, le syndrome est un ensemble de signes qui caractérisent la maladie ; en graphologie, le syndrome* est l'ensemble de traits dominants de la personnalité.

L'analyse graphologique professionnelle est une technique qui s'appuie sur des critères précis et observables. Un signe ne s'interprète jamais isolément. C'est pourquoi il serait erroné de conclure, comme cela peut être le cas dans certains magazines, que l'écriture montante représente une forme d'enthousiasme et que l'écriture descendante est symptomatique d'une forme de dépression. En effet, les autres caractères de l'écriture peuvent révéler tout autre chose.

Afin d'éviter les interprétations tranchées et définitives, il ne faut pas s'attacher aux détails. Un peu comme dans un puzzle, il faut attendre d'avoir toutes les pièces pour visualiser et apprécier l'image finale.

Lors d'un recrutement, il est fréquent de recevoir une lettre avec une présentation classique et une enveloppe beaucoup plus personnelle. Cette différence s'explique par l'effort du scripteur pour que sa lettre de motivation soit conforme aux critères de présentation. Il est souvent moins rigoureux lorsqu'il écrit l'adresse. L'étude de l'enveloppe a donc son intérêt.

13

Signalons qu'une carte postale, des notes de cours ou une lettre offi-cielle écrites par un même individu peuvent ainsi avoir des styles diffé-rents.

Il n'y a pas de bonne ou de mauvaise écriture

Le graphologue professionnel ne porte pas de jugements de valeur. Pour lui il y a juste des écritures plus ou moins proches du profil de poste recherché. Chacun a ses atouts et ses défauts ; l'essentiel est de se connaître pour donner le meilleur de soi.

Par ailleurs, l'individu évolue et son écriture aussi ; vous avez certaine-ment fait le constat qu'en tant qu'adulte votre écriture est bien diffé-rente de celle de votre enfance. L'écriture n'est pas figée, elle traduit les émotions profondes du scripteur ainsi que son expérience.

La graphologie permet de comprendre et non de deviner

Le temps nécessaire à une analyse graphologique varie entre trois et cinq heures. Alors, prudence, il ne faut pas chercher à voir ce qui est invi-sible mais être sûr de ce que l'on dit.

Pour toutes les analyses graphologiques, il est indispensable de connaî-tre l'âge et le sexe du candidat, il est souhaitable de savoir s'il est gaucher et dans quel pays il a appris à écrire durant son enfance, pour que le code d'analyse corresponde aux critères techniques graphologi-ques du pays.

Sachez aussi que l'écriture d'une personne malade peut présenter des signes dysgraphiques propres à sa maladie. Dans ce cas, l'écriture ne reflétera pas le caractère du scripteur.

Enfin, un détail technique qui a son importance : le graphologue profes-sionnel utilise une loupe pour étudier le texte. Il est donc impératif qu'il dispose d'un texte original et non d'une photocopie.

Méthodologie

Nous allons suivre le cheminement d'une analyse graphologique professionnelle en l'illustrant de différents exemples d'écritures extraits de lettres.

Afin que vous puissiez les comparer au fur et à mesure à votre propre écriture et en effectuer l'analyse graphologique, nous vous proposons de rédiger au préalable une lettre de motivation.

Nous porterons notre attention plus spécifiquement sur deux lettres de motivation, que nous désignerons par les prénoms de leurs scripteurs : Philippe et Catherine ; mais nous proposerons également d'autres exemples qui vous permettront d'exercer et d'affiner votre sens de l'observation. Vous y découvrirez des similitudes et des différences avec votre écriture, qui vous aideront à en faire l'interprétation. Dans la séquence 5, nous vous proposerons les synthèses graphiques professionnelles de ces deux scripteurs.

Les critères les plus courants seront illustrés de nombreux exemples complémentaires qui vous serviront de points de repère tout au long de l'ouvrage.

À chaque étape de ce livre, vous pourrez ainsi enrichir votre fiche technique (nous vous en fournissons la trame dans l'annexe A), et, grâce aux indications retrouvées dans votre texte, dresser une esquisse de votre portrait professionnel.

Rédigez votre lettre comme vous en avez l'habitude, en une douzaine de lignes. Restez simple et naturel, évitez les fioritures ; les excès dans l'écriture attirent l'attention, mais pas forcément dans le bon sens.

Choisissez le moment opportun. Pour écrire un courrier, il est préférable d'être au calme. Chaque moment d'inattention vient s'inscrire dans le texte, occasionnant une rupture de rythme* dans la progression graphique et déséquilibrant l'harmonie*.

Utilisez un instrument graphique de qualité (stylo plume, stylo bille, stylo feutre...) pour que la pression du trait* et sa texture n'induisent pas de contradictions dans l'interprétation de votre nature. Suivant que l'on écrit avec un stylo plume ou avec un stylo bille, l'écriture est différente, mais elle garde ses caractéristiques profondes.

Séquence 1

Le symbolisme de l'espace de Max Pulver

Quand on voit une écriture pour la première fois, on éprouve une impression générale, comme lorsqu'on rencontre une personne.

L'écriture parle : par sa forme, par son mouvement, par sa dimension, par sa texture et par sa mise en page.

Nous commencerons l'analyse par le plus facilement observable : le symbolisme de l'espace, mis en lumière par Max Pulver.

Le premier regard porté sur une lettre remarque la présentation générale du texte dans la page. Toute écriture a besoin d'espace pour s'exprimer. Cet ordonnancement dans l'espace se nomme, en graphologie, le *symbolisme de l'espace.*

L'espace est observé dans sa totalité ; il s'agit autant de la page que des mots et des lettres.

Après avoir dit un mot du symbolisme de la gauche et de la droite, nous verrons successivement les différents critères du symbolisme de l'espace : les marges, l'orientation du tracé*, et le rapport entre le tracé (noir*) et la page (blanc*).

Le symbolisme de la gauche et de la droite

Selon le principe d'analogie, en graphologie, on associe la gauche au passé — la famille, la mère, les acquis, l'attachement aux principes reçus. La droite, quant à elle, représente l'avenir — le monde inconnu, le père, la prise de contact avec autrui.

Avec l'alphabet romain, nous écrivons de gauche à droite. Nous partons de notre histoire pour aller vers notre futur. Selon notre positionnement dans la page, nous indiquons plus ou moins fortement notre attachement au passé et/ou notre engouement pour le futur.

Les marges

On considère comme normale une marge de 2,5 cm à droite et à gauche pour une feuille de format A4. Cela dit, il s'agit avant tout d'équilibre en fonction du texte.

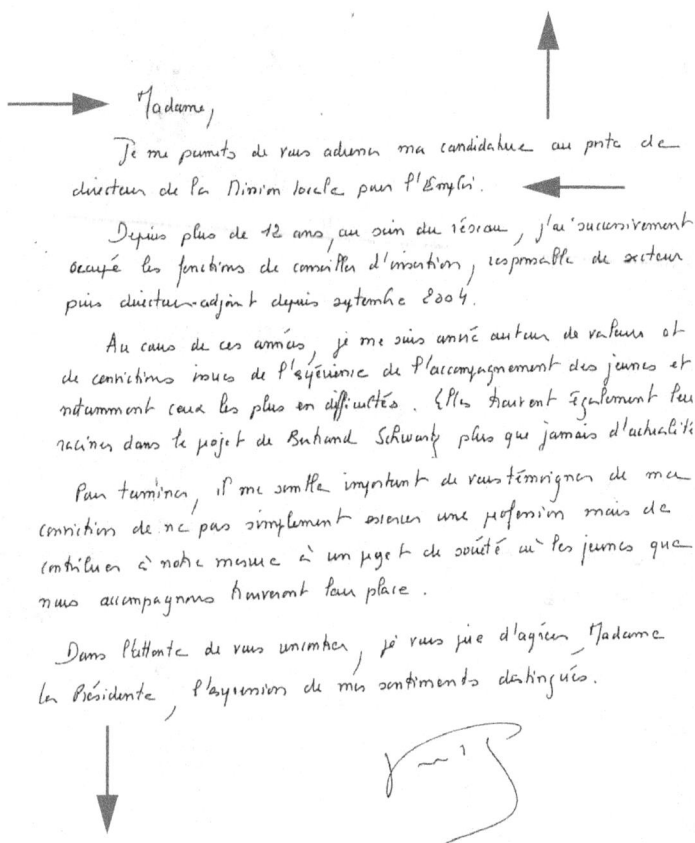

Marge du haut

Selon le destinataire et le degré d'intimité avec le scripteur ou la scriptrice, la marge du haut sera plus ou moins grande.

On considère comme petite une marge du haut inférieure à un quart de la hauteur de la feuille.

Elle traduit :

► manque de distance et d'objectivité,

► manque de respect.

On considère comme grande une marge du haut égale ou supérieure à un tiers de la hauteur de la feuille.

Elle traduit :

► respect et déférence,

► culture sociale.

Marge du bas

Inexistante, elle traduit :

► recherche de sécurité,

► envahissement,

► manque de recul.

Marge de gauche

On considère comme petite une marge de gauche de moins de 2 cm.

Elle traduit :

► attachement à l'enfance et à la famille.

On considère comme grande une marge de gauche de plus de 3 cm.

Elle traduit :

► spontanéité,

► besoin de sortir de soi-même,

► audace.

Marge de droite

On considère comme petite une marge de droite de moins de 1 cm.
Elle traduit :

▶ désir d'aller de l'avant,

▶ besoin de contacts.

On considère comme grande une marge de droite de plus de 2 cm.
Elle traduit :

▶ introversion,

▶ initiatives freinées,

▶ inquiétudes face à l'avenir.

L'orientation du tracé

Vers la droite

On constate que les écritures dont le mouvement s'oriente vers la droite sont souvent révélatrices du désir d'aller de l'avant, de se projeter, d'établir le contact avec autrui.

© Eyrolles Pratique

Vers la gauche

Au contraire, l'amplification des traits vers la gauche indique une tendance au retour sur soi, une difficulté à s'engager et un attachement au passé.

Tracé vertical

Le rapport entre le tracé et la page

Comme les notes sur une partition de musique, les lettres s'enchaînent et glissent sur la page avec une alternance de blancs et de noirs. Le tracé de l'encre est désigné par le noir, et la page par le blanc.

En graphologie, on parle ainsi du *rapport noir/blanc*.

Équilibre noir/blanc

L'harmonie des noirs et des blancs indique un bon équilibre général.

L'exemple suivant est extrait de la lettre de Philippe et traduit une aisance tant dans la réalisation concrète que dans l'abstraction.

[exemple manuscrit]

Prédominance du blanc

La prédominance du blanc se traduit par exemple par des espaces trop grands entre les mots ou entre les lignes.

La prédominance du blanc dans la page symbolise l'abstraction, la créativité, l'intuition, le rêve, l'imagination, voire, à l'excès, l'utopie.

L'exemple suivant indique un esprit imaginatif, à l'aise dans l'abstraction et les concepts.

[exemple manuscrit]

Prédominance du noir

La prédominance du noir dans la page symbolise le besoin de réalisation concrète, un souci d'application, voire, à l'excès, un surmenage et une tension interne.

L'exemple suivant est extrait de la lettre de Catherine et traduit goût du travail bien fait et rigueur dans l'exécution du travail.

[exemple manuscrit]

Les sept genres de Jules Crépieux-Jamin

Afin de vous sensibiliser à la signification globale des différents types d'écritures, nous allons vous faire découvrir les sept *genres* de Jules Crépieux-Jamin – l'ordonnance, la forme, la direction et l'inclinaison, la dimension, la vitesse, la pression, la continuité –, qui se déclinent eux-mêmes en *espèces*.

La démarche de Jules Crépieux-Jamin consistait à vérifier l'*harmonie* de l'écriture à travers les sept genres.

De façon générale, pour qu'il y ait harmonie, l'écriture doit traduire un équilibre qui se ressent mais aussi qui se voit. On observe alors :

▶ des jambages* (g, j, p, q, y) et des hampes* (b, d, h, l, t) équilibrés par rapport aux lettres qui forment la zone médiane* (a, c, e, i, m, n, o, r, s, u, v, w, x) ;

▶ un ordre : la mise en page est bonne et la disposition est claire ;

▶ de la clarté : l'écriture est lisible et soignée ;

▶ de l'aisance : l'écrit semble spontané ;

▶ de la sobriété : l'écriture est aisée et suffisamment retenue.

Remarque : un signe doit être confirmé par d'autres genres et répété pour que vous puissiez le prendre en considération.

L'ordonnance

Selon Max Pulver, la page blanche représente votre espace social. Le positionnement de votre écriture dans la page, son ordonnance, indique donc la manière dont vous occupez cet espace social.

L'harmonie dans l'ordonnance s'observe dans la répartition des masses graphiques dans la page. Il faut prendre en compte l'ordre et les proportions.

Espèces

L'ordonnance se décline en plusieurs espèces dont nous ne citerons que les principales.

▪ Aérée

Mise en page équilibrée, répartition claire de l'écriture dans la page.

Autonomie, maturité et prise de recul face aux événements.

L'exemple suivant est la lettre de Philippe.

La graphologie pour mieux se connaître

Compacte

Mise en page tassée, espaces réduits entre les mots et entre les lignes.
En positif : contrôle et concentration, besoin de réalisation concrète.
À l'excès : manque de communication et manque de recul.
L'exemple suivant est la lettre de Catherine.

Madame, Monsieur,

Votre annonce parue sur le site de l'ANPE a retenu mon attention et je vous propose de mettre mes compétences et mon expérience à votre service.
J'ai travaillé comme responsable administrative et assistante du directeur des facilités, et business manager sur des projets informatiques ; j'ai apporté aussi conseil et assistance à la direction et aux équipes conduisant des projets.
Une solide expérience administrative ainsi que l'encadrement d'une équipe m'a permis de comprendre les enjeux de la gestion administrative et de la bonne coordination des ressources humaines
En tant que gestionnaire d'un budget de plusieurs millions, j'ai acquis des compétences dans le management d'un budget et la supervision de la comptabilité.
Une bonne vision de l'ensemble me permet de bien saisir les objectifs stratégiques de la Société et de travailler en utilisant toutes mes compétences pour y répondre.
Enfin, je maîtrise très bien l'outil informatique et je suis bilingue Français - Anglais.
En espérant avoir le plaisir de vous rencontrer, je vous prie de croire, Madame, Monsieur, à l'assurance de mes salutations distinguées.

■ Ordonnée

Mise en page respectant les normes graphiques, marges strictes et précises.

En positif : volonté de donner une bonne image, respect des directives.

À l'excès : un certain conformisme.

Madame,

Je vous écris sur les conseils de Monsieur Ravisé, à qui j'ai eu l'occasion de faire part de mes projets professionnels.

Diplômé de l'Institut Supérieur de Gestion (ISG), et après plusieurs stages qui m'ont permis de découvrir la finance, c'est chez vous que je veux faire mes débuts.

En effet, je serais heureux de pouvoir mettre mon dynamisme et mon sens de la rigueur à votre disposition. Et je suis certain de trouver au CIC la formation et les objectifs capables de me lancer dans la vie professionnelle.

C'est pourquoi je me tiens à votre disposition pour prendre un rendez-vous.

Dans cette attente, je vous prie d'agréer, Madame, l'expression de mes respectueux hommages.

■ Enchevêtrée

Lignes se chevauchant, une partie de la lettre empiétant sur la ligne supérieure ou inférieure, ou sur les deux.

En positif : fort engagement, activité intense, idéaux élevés et convictions tenaces.

La graphologie pour mieux se connaître

À l'excès : manque de sens prévisionnel, confusion.

La forme

Malgré un apprentissage de l'écriture relativement uniformisé dans les pays occidentaux, et la contrainte que cela engendre pour l'apprenant, notre écriture change, évolue et se personnalise au fil des ans. Dans l'écriture, le trait qui coule sur la page prend nécessairement une forme due au mouvement qu'on lui confère.

La forme de l'écriture est indissociable de sa lisibilité. Chaque lettre doit être suffisamment formée pour être claire et ainsi établir un mot intelligible pour le lecteur.

Espèces

▨ Anguleuse

Angle se voyant dans les lettres.

En positif : volonté, énergie, sens de la discipline.

À l'excès : entêtement.

L'exemple suivant indique volonté et vivacité d'esprit.

> Mon sens de l'organisation, ma
> bonne connaissance des mécanismes comptables,
> ainsi que ma connaissance des langues
> anglaise et allemande, et une certaine
> mobilité, seraient les atouts que je
> mettrais en avant pour ce type de poste.

▨ Guirlande

Courbes prédominantes, lettres ouvertes et courbes.

En positif : réceptivité, amabilité, douceur.

À l'excès : artifice, besoin de séduire.

L'exemple suivant indique bienveillance et sensibilité à l'ambiance dans le cadre professionnel.

> Dans cette attente, et avec mes remerciements
> anticipés,
> Je vous prie de croire, Monsieur le Directeur,
> à l'expression de mes sentiments les
> meilleurs.

Ce deuxième exemple indique une personnalité sociable et diplomate.

Merci d'avance pour votre réponse, et pour la correction de ce devoir.
Bien cordialement

▓ Arcades

Lettres en pont.

En positif : fidélité aux principes acquis, esprit constructif.

À l'excès : besoin de paraître, crainte d'être mal jugé.

L'exemple suivant est extrait de la lettre de Philippe.

Pour terminer, il me semble important de vous témoigner de ma conviction de ne pas simplement exercer une profession mais de contribuer à notre mesure à un projet de société où les jeunes que nous accompagnons trouveront leur place.

Ce deuxième exemple est extrait de la lettre de Catherine.

Enfin, je maîtrise très bien l'outil informatique et je suis bilingue Français. Anglais.
En espérant avoir le plaisir de vous rencontrer, je vous prie de croire, Madame, Monsieur, à l'assurance de mes salutations distinguées.

Philippe et Catherine ont en commun la loyauté aux principes acquis et le souci d'être appréciés dans leur travail.

■ Annelée

Petites boucles en forme d'anneaux.

En positif : savoir-faire, habileté dans les relations.

À l'excès : caractère calculateur et intéressé dans la relation.

L'exemple suivant indique une habileté relationnelle.

Bien entendu je me tiens à votre entière disposition pour compléter ce premier entretien

■ Filiforme

Écriture réduite à un trait.

En positif : souplesse, facilité d'adaptation.

À l'excès : précipitation, tendance à la négligence.

L'exemple suivant indique facilité d'adaptation, promptitude et impatience.

Dans cette attitude, veuillez agréer, Messieurs, l'expression de mes sentiments les plus respectueux et dévoués.

▣ Crénelée

Ouverture au sommet des lettres.

En positif : spontanéité et altruisme.

À l'excès : imprudence et étourderie.

L'exemple suivant est extrait de la lettre de Philippe et traduit une écoute bienveillante dans sa fonction de coordination des équipes.

> Pour terminer, il me semble important de vous témoigner de ma conviction de ne pas simplement exercer une profession mais de contribuer à notre mesure à un projet de société où les jeunes que nous accompagnons trouvent leur place.

▣ Jointoyée

Oves* fermés par une boucle régressive.

En positif : discrétion, prudence et ténacité.

À l'excès : hermétisme et méfiance.

L'exemple suivant indique de la discrétion.

> Dans cette attente, et avec mes remerciements anticipés,
> Je vous prie de croire, Monsieur le Directeur, à l'expression de mes sentiments les meilleurs.

■ Calligraphiée

Proche du modèle scolaire.

En positif : souci de soin et de respect des règles.

À l'excès : conformisme et docilité.

L'exemple suivant indique un souci de soin, de lisibilité et de travail bien fait.

Je serai heureuse de vous rencontrer pour un entretien qui permettrait un échange d'informations et une définition plus complète de nos objectifs respectifs.

■ Simple

Formes simples, sans fioritures.

En positif : équilibre et naturel.

À l'excès : tendance à aller à l'essentiel.

L'exemple suivant indique naturel et simplicité.

Les douze années d'expérience acquises pour partie en relation avec les plus grandes industries chimiques nationales et internationales m'ont permis de bien comprendre les problèmes et besoins de celles-ci et de connaître la validité des études et de leurs résultats.

Acérée

Amenuisement du trait se terminant en pointe.

En positif : finesse et curiosité.

À l'excès : esprit critique.

L'exemple suivant indique de la curiosité d'esprit.

Lasso

Geste ample et captateur.

En positif : désir de plaire.

À l'excès : aptitude à manigancer et à ruser.

L'exemple suivant indique un besoin de plaire et de séduire.

La direction et l'inclinaison

Prise dans l'élan du geste graphique, ou privée d'élan, l'écriture prend une direction ou/et une inclinaison. La direction, l'inclinaison et la constance de tenue de l'écriture sont l'expression immédiate de l'orientation de la vie du scripteur ou de la scriptrice.

Lorsqu'un événement bouleversant surgit dans la vie (perte d'emploi, dépression, rupture…), il est fréquent de constater des variations d'inclinaison et de direction. Jusqu'à la résolution du problème, l'événement perturbateur freine la vision d'avenir.

On emploie le terme « direction » pour désigner la direction des lignes, tandis que le terme d'« inclinaison » désigne plutôt la direction des mots.

Espèces

▣ Montante

En positif : élan optimiste, ambition.

À l'excès : ambition débordante.

Bien entendu, je me tiens à votre entière disposition pour compléter ce premier entretien.

▣ Descendante

En positif : persévérance, concentration.

À l'excès : fatigue, dépression.

L'exemple suivant indique concentration et anxiété par souci de bien faire.

Je me permets de solliciter votre bienveillance pour l'examen de ma candidature à un poste soit au service du personnel, au service formation ou encore à un poste à dominante commerciale car j'ai une préférence pour les contacts humains.

▣ Chevauchante

Lettres imbriquées.

Montante : volonté de persévérer.

Descendante : lutte contre la dépression.

L'exemple suivant indique le besoin de comprendre et d'aller jusqu'au bout d'une tâche.

Aussi, je vous invite à me contacter afin de planifier une rencontre à votre convenance pour vous exposer plus en détail le contenu de mon CV ci-joint.

▨ Horizontale

Ligne d'appui régulière, aucun empiétement sur les autres lignes.

Calme, égalité d'humeur.

L'exemple suivant indique discrétion et calme.

Au cours de l'entretien que vous voudrez bien m'accorder, je pourrai vous donner de plus amples informations. Dans l'attente je vous prie de croire, Monsieur, en l'assurance de mes sentiments distingués.

▨ Sinueuse

Ondulation des lignes.

En positif : adaptabilité et souplesse.

À l'excès : inconsistance et désinvolture.

L'exemple suivant est extrait de la lettre de Philippe et indique l'ouverture d'esprit du scripteur.

Pour terminer, il me semble important de vous témoigner de ma conviction de ne pas simplement exercer une profession mais de contribuer à notre mesure à un projet de société où les jeunes que nous accompagnons trouveront leur place.

▩ Inclinée

Lettres penchées vers la droite.

En positif : besoin de contacts et besoin d'aller de l'avant.

À l'excès : l'affectivité prend le pas sur la raison.

L'exemple suivant indique un besoin d'aller de l'avant et de concrétiser ses actions.

▩ Renversée

Lettres inclinées vers la gauche.

En positif : introversion, résistance.

À l'excès : lutte, difficulté à s'engager.

L'exemple suivant indique hésitation et frein dans la réalisation des actions.

▩ Inclinaison variante

Changement d'inclinaison des mots et/ou des lettres.

En positif : sensibilité et besoin de contacts.

À l'excès : impressionnabilité.

© Eyrolles Pratique

L'exemple suivant indique un besoin de contacts et d'échanges de points de vue.

Je souhaiterais vivement en savoir plus sur les missions du poste proposé et vous faire part de mes motivations et convictions profondes.

Premier récapitulatif

À cette étape, vous pouvez commencer à remplir votre propre tableau d'analyse en reprenant les critères préalablement expliqués (nous vous en fournissons la trame dans l'annexe A).

Récapitulatif des critères pour l'écriture de Philippe

Critères	Observations	Conclusions
Symbolisme de l'espace	Bon équilibre des trois zones	
Rapport noir/blanc	Équilibre noir et blanc	Bon équilibre général
Marges : – gauche	Usuelle	
– droite	Petite	Désir d'aller de l'avant, sens du contact
– bas	Usuelle	
– haut	Usuelle	
Ordonnance	Combinée	Rapidité de pensée, culture
Forme	Arcades	Fidélité aux principes acquis
Direction/inclinaison	Légèrement inclinée et sinueuse	Besoin d'aller de l'avant

41

On constate, dès à présent, que Philippe possède un bon équilibre général qui lui permet d'assumer des responsabilités. Son besoin d'aller de l'avant l'oriente vers des projets constructifs.

Récapitulatif des critères pour l'écriture de Catherine

Critères	Observations	Conclusions
Symbolisme de l'espace	Bon équilibre des trois zones	
Rapport noir/blanc	Dominante noir	Tension interne par besoin de bien faire
Marges :		
– gauche	Usuelle	
– droite	Usuelle	Respect des règles
		Harmonie générale
– bas	Usuelle	
– haut	Usuelle	
Ordonnance	Claire	Ordre, mesure et clarté d'esprit
Forme	Arcades	Fidélité aux principes acquis
Direction/inclinaison	Redressée	Contrôle, recherche de stabilité
		Goût du travail bien fait

On constate, dès à présent, l'adéquation entre les critères d'ordre et de rigueur et la fonction d'assistante de direction.

La scriptrice respecte les règles et collabore activement pour un travail de qualité.

© Eyrolles Pratique

La dimension

La dimension indique la façon dont le sujet se considère dans la société, son comportement social. On peut dire que la taille de l'écriture varie selon la conscience de soi.

On parlera d'une grande écriture si les minuscules ont plus de 3 mm de haut et d'une petite écriture si elles ont moins de 2 mm. La vérification de la dimension s'effectue sur les oves.

La dimension de l'écriture est associée à la forme de l'écriture.

Ainsi, une grande écriture de forme simple indique l'aisance dans la relation à autrui grâce à une bonne estime de soi. Une grande écriture en lasso indique un besoin de capter l'attention et un souci de plaire.

Une petite écriture simple et claire indique une bonne estime de soi et de la discrétion. Une petite écriture saccadée indique de l'émotivité intériorisée.

Espèces

■ Grande

Lettres supérieures à 3 mm.

En positif : aisance, conscience de soi.

À l'excès : subjectivité, orgueil.

L'exemple suivant indique subjectivité et susceptibilité.

> Si Vous souhaitez me Rencontrer afin
> de me fixer un Rendez-Vous pour un entretien
> Je me mets à Votre entière disposition.

▪ Petite

Lettres supérieures à 2 mm.

En positif : concentration, réflexion, discrétion.

À l'excès : froideur, effacement.

L'exemple suivant indique modération et concentration.

Au cours de l'entretien que vous voudrez bien m'accorder, je pourrai vous donner de plus amples informations. Dans l'attente je vous prie de croire, Monsieur, en l'assurance de mes sentiments distingués.

▪ Aisée

La hauteur est égale à la largeur.

Facilité et aisance.

L'exemple suivant est extrait de la lettre de Philippe et indique de l'aisance dans les contacts.

Pour terminer, il me semble important de vous témoigner de ma conviction de ne pas simplement exercer une profession mais de contribuer à notre mesure à un projet de société où les jeunes que nous accompagnons trouveront leur place.

Ce deuxième exemple est extrait de la lettre de Catherine et indique également de l'aisance relationnelle.

Enfin, je maîtrise très bien l'outil informatique et je suis bilingue Français - Anglais.
En espérant avoir le plaisir de vous rencontrer, je vous prie de croire, Madame, Monsieur, à l'assurance de mes salutations distinguées.

▨ Ample

Expansion des lettres.

Extraversion, éloquence, créativité.

L'exemple suivant indique inspiration et imagination féconde.

[manuscript example]

▨ Prolongée en haut

En positif : idéalisme, spiritualité, vivacité.

À l'excès : tendance à s'illusionner.

L'exemple suivant indique des idéaux prégnants.

[manuscript example]

▨ Prolongée en haut et en bas

En positif : envie de bouger et de réaliser, de passer à autre chose.

À l'excès : besoin de surcompenser.

L'exemple suivant indique un besoin impérieux de créer et de réaliser.

[manuscript example]

▨ Prolongée en bas

Jambages exagérés.

En positif : sens du réel, sens pratique, vitalité.

À l'excès : esprit terre à terre.

▨ Étalée

Lettres dont la base est large.

En positif : confiance en soi, satisfaction.

À l'excès : nonchalance, imprudence.

L'exemple suivant indique confiance en soi et facilité relationnelle.

Merci d'avance pour votre réponse,
et pour la correction de ce devoir.
Bien cordialement

▨ Basse

Hampes et jambages atrophiés au profit de la zone médiane.

En positif : retenue, modestie, discrétion.

À l'excès : peur de ce qu'on ne maîtrise pas, méfiance des idées nouvelles.

L'exemple suivant indique que le scripteur n'aime pas s'aventurer en terrain inconnu.

Bien entendu je me tiens à
votre entière disposition pour
compléter ce premier contact

La vitesse

Attention à bien distinguer vitesse et précipitation. La vitesse représente l'élan et le degré de liberté. Sans contrôle, elle devient précipitation, et peut indiquer une fuite en avant si d'autres signes vont dans le sens de cette interprétation.

Pour évaluer la vitesse d'une écriture, il faut chronométrer le temps mis pour écrire une phrase simple.

Vitesse (en mots à la minute)	Écriture
100	Lente
130	Posée
150	Accélérée
175	Rapide
200	Précipitée

Lorsque le graphologue ne voit pas le scripteur écrire, il lui faut repasser avec une pointe sèche et suivre le mouvement de l'écriture. Certaines écritures donnent une impression de vivacité : elles sont presque couchées vers la droite sur la ligne. En réalité, en suivant le tracé des lettres, on s'aperçoit qu'il y a beaucoup de retours en arrière qui freinent la rapidité.

Enroulements, retours en arrière, rajouts, exagérations sont des signes de ralentissement de l'écriture, qui marquent des hésitations ou des résistances.

Simplicité, équilibre dans la dimension, combinaisons et liaisons harmonieuses sont des signes indiquant la rapidité.

Espèces

■ Lente

En positif : travail consciencieux, persévérance.

À l'excès : passivité.

L'exemple suivant indique de la pondération par souci de la forme.

> Si Vous souhaitez me Rencontrer afin
> de me fixer un Rendez-Vous pour un entretien
> Je me mets à Votre entière disposition.

■ Posée

En positif : calme, circonspection, discrétion.

À l'excès : entêtement.

L'exemple suivant est extrait de la lettre de Catherine et indique mesure et discrétion.

> Enfin, je maîtrise très bien l'outil informatique et je suis bilingue
> Français - Anglais.
> En espérant avoir le plaisir de vous rencontrer, je vous prie de
> croire, Madame, Monsieur, à l'assurance de mes salutations
> distinguées.

■ Accélérée

Bonne faculté d'adaptation, efficacité, dynamisme.

L'exemple suivant est extrait de la lettre de Philippe et indique efficience et adaptabilité pour trouver des solutions adéquates.

> Pour terminer, il me semble important de vous témoigner de ma
> conviction de ne pas simplement exercer une profession mais de
> contribuer à notre mesure à un projet de société où les jeunes que
> nous accompagnons trouveront leur place.

La graphologie pour mieux se connaître

Rapide

En positif : activité, habileté, spontanéité.

À l'excès : impulsivité.

L'exemple suivant indique de la promptitude à résoudre les situations.

Précipitée

En positif : ardeur, perspicacité.

À l'excès : manque de soin, de mesure et de pondération.

L'exemple suivant indique ardeur et acuité dans l'exécution des taches.

Mouvementée

Écriture formée par de grands mouvements soit dynamiques soit agités.

En positif : extraversion, vivacité, imagination.

À l'excès : passion et subjectivité.

L'exemple suivant indique imagination, créativité et besoin de se différencier.

49

Retenue

Geste retenu et freiné dans la finale du mot.

En positif : contrôle de soi, timidité.

À l'excès : méfiance.

L'exemple suivant indique contrôle et hésitation.

Spontanée

Geste libre et aisé.

En positif : droiture, simplicité, confiance en soi.

À l'excès : étourderie.

L'exemple suivant indique de la confiance en soi.

Acérée

Amenuisement du trait qui se termine en pointe aiguë.

En positif : vivacité, perspicacité et sens de la repartie.

À l'excès : esprit critique, impatience.

L'exemple suivant indique que le scripteur a le sens de la repartie.

■ Lancée

Projection en avant des barres de t ou des finales de lettres.

En positif : ardeur, enthousiasme.

À l'excès : irritabilité, asociabilité.

L'exemple suivant indique de l'enthousiasme.

Bien entendu, je me tiens à votre entière disposition pour compléter ce premier entretien.

La pression

La pression est la force qui est exprimée dans notre écriture ; elle traduit notre état dynamique, notre tonus. Inconsciemment, et selon l'énergie du moment, nous imposons une pression sur le trait qui s'incruste dans le papier.

La force qui est en nous, la crispation du doigt sur le crayon ou, au contraire, une préhension molle se traduisent dans l'écriture.

La pression se voit dans la profondeur du trait et dans son épaisseur ; elle varie selon le choix de l'instrument graphique.

Pour analyser un trait, on distingue deux critères :

▶ L'appui : est-il léger ou appuyé ?

▶ La texture : y a-t-il souplesse ? raideur ? fermeté ? mollesse ?

Les pleins* auront plus de pression que les déliés*.

L'analyse de la pression exige une bonne observation. Prenez votre loupe pour étudier les critères de pression.

Espèces

■ Légère

Trait mince et appuyé.

Caractère rêveur, influençable, délicatesse, sensibilité.

L'exemple suivant indique un caractère rêveur et créatif.

■ Appuyée

Trait plus ou moins épais avec une pression sur l'instrument graphique qui se distingue sur l'envers de la feuille.

Activité, décision, volonté, besoin de s'imposer.

L'exemple suivant est extrait de la lettre de Philippe et indique volonté et persévérance.

■ Nette

Trait n'ayant ni aspérités ni bavures.

Fiabilité, intégrité, prise de recul.

L'exemple suivant indique intégrité et engagement.

Pâteuse

Trait dense.

Extraversion, attirance pour les plaisirs, réceptivité.

L'exemple suivant indique expansivité et réceptivité.

Merci d'avance pour votre réponse, et pour la correction de ce devoir. Bien cordialement

Nourrie

Trait bien alimenté en encre et uniforme.

Vitalité, sens du réel, fiabilité.

L'exemple suivant est extrait de la lettre de Catherine et indique fiabilité et constance.

Enfin, je maîtrise très bien l'outil informatique et je suis bilingue Français-Anglais. En espérant avoir le plaisir de vous rencontrer, je vous prie de croire, Madame, Monsieur, à l'assurance de mes salutations distinguées.

Fuselée

Trait vertical épais.

Recherche de sensations agréables, goût pour les plaisirs de la vie.

Merci d'avance pour votre réponse, et pour la correction de ce devoir. Bien cordialement

■ **Moirée**

Variation dans la coloration du trait, parfois clair et parfois foncé.
Perméabilité à l'environnement, besoin d'un cadre connu et sécurisant.

■ **Raide**

Trait sec, fin et tendu.
Contrainte, réserve, inquiétude, émotivité.

La continuité

La continuité est une indication du niveau de persévérance et d'équilibre des besoins. C'est aussi une indication sur la conduite du scripteur.

La continuité est le geste graphique, qui traduit le mouvement de la pensée.

Pris dans leur élan, certains scripteurs ne relèvent pas la plume lorsqu'ils écrivent. S'ils relient les mots entre eux, ils expriment leur vivacité d'esprit et leur désir de convaincre sans lâcher prise. D'autres personnes, au contraire, font une « pause » après chaque lettre, indiquant ainsi qu'elles accordent de la place à la réflexion et à l'intuition.

Espèces

▣ Liée

Lettres reliées par le trait, lettres attachées dans le mot.

Ténacité, suite dans les idées, logique, fidélité.

L'exemple suivant indique suite dans les idées et ténacité.

▣ Groupée

Petits groupes de deux ou trois lettres reliées entre elles.

Souplesse, capacité de logique et d'intuition, polyvalence.

L'exemple suivant est extrait de la lettre de Philippe et indique une capacité de logique et d'intuition.

■ Inégale

Petites inégalités de tous genres, sans rupture de la continuité.

Réceptivité et capacité d'assimilation, intense sensibilité, émotivité.

L'exemple suivant indique réceptivité et sensibilité à l'ambiance.

> *Je souhaiterais vivement en savoir plus, sur les missions du poste proposé et vous faire part de mes motivations et convictions profondes.*

■ Juxtaposée

Blanc prédominant dans la page comme dans le mot.

Contact sélectif, pensée intuitive, sensibilité intellectuelle.

L'exemple suivant indique un équilibre entre la logique du raisonnement et l'intuition.

> *Dans cette attente, et avec mes remerciements anticipés,*
>
> *Je vous prie de croire, Monsieur le Directeur, à l'expression de mes sentiments les meilleurs.*

■ Régulière

Même rythme pour tout le texte.

Équilibre, stabilité, ponctualité.

L'exemple suivant est extrait de la lettre de Catherine et indique mesure et stabilité.

> *Enfin, je maîtrise très bien l'outil informatique et je suis bilingue Français - Anglais.*
> *En espérant avoir le plaisir de vous rencontrer, je vous prie de croire, Madame, Monsieur, à l'assurance de mes salutations distinguées.*

■ **Stylisée**

Écriture se voulant originale.

Désir et besoin de paraître, souci d'esthétisme.

L'exemple suivant indique manque de confiance en soi et besoin de paraître.

Si vous souhaitez me Rencontrer afin de me fixer un Rendez-vous pour un entretien Je me mets à votre entière disposition.

Deuxième récapitulatif

Récapitulatif des critères pour l'écriture de Philippe

Critères	Observations	Conclusions
Dimension	Aisée	Bon relationnel
Vitesse	Accélérée	Recherche de solutions adaptées
Pression	Appuyée	Persévérance
Continuité	Groupée	Bon équilibre entre l'analyse concrète et l'intuition

Philippe possède un bon relationnel, ce qui facilite son engagement et son besoin de trouver des solutions adaptées.

Récapitulatif des critères pour l'écriture de Catherine

Critères	Observations	Conclusions
Dimension	Aisée	Bon relationnel
Vitesse	Posée	Discrétion
Pression	Nourrie	Fiabilité
Continuité	Régulière	Mesure et stabilité

Catherine est discrète et fiable, des compétences appréciées dans son environnement professionnel et aidant à créer un bon climat relationnel.

La graphologie pour mieux se connaître

La signature

La signature est le reflet de votre personnalité ; elle est aussi une empreinte sociale et professionnelle puisqu'elle vous engage dans les actes officiels.

Elle est affranchie de toute contrainte calligraphique, contrairement à la lettre de motivation qui est écrite pour être lue et doit être lisible et compréhensible.

La signature, indissociable du texte, vient compléter l'analyse. Le graphologue s'intéresse à sa distance, à sa dimension, à son inclinaison par rapport au texte.

La signature représente l'image de soi ; elle véhicule un message personnel.

Nous ne parlons que de signatures françaises et spontanées. De plus en plus, les candidats à la recherche d'un emploi signent à gauche de la page, car ils adoptent une présentation « à l'américaine » ; de ce fait, on ne peut tirer aucune conclusion de sa position.

La localisation de la signature par rapport au texte

▣ Près du texte

Besoin de s'intégrer à un groupe, sociabilité, engagement, manque de recul.

■ Loin du texte

Volonté de garder ses distances avec la société, peur de l'engagement, indépendance.

■ À gauche

Réserve ou nostalgie du passé.

■ À droite

Élan, initiative, goût du contact.

■ Au milieu

Indépendance, besoin de prendre sa place au centre.

Les différences entre le texte et la signature

■ Plus grande que le texte

Orgueil, ambition, besoin de paraître.

■ Plus petite que le texte

Modestie, timidité.

■ Semblable au texte

Unité du moi, équilibre, authenticité.

■ Différente du texte

Dualité entre l'être et le paraître.

Les différents types de signatures

▣ Montante

Ambition, dynamisme.

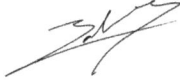

▣ Arrondie

Affection, douceur.

▣ Anguleuse

Fermeté, assurance.

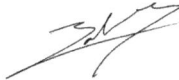

▣ Originale

Esprit créatif.

La signature suivante est celle de Philippe.

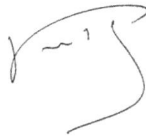

■ **Entourée**

Protection de la vie familiale.

■ **Soulignée**

Amour propre.

■ **Entre deux traits**

Volonté de suivre la route que l'on s'est fixée.

■ **En lasso**

Habileté, ruse, coquetterie.

■ Compliquée

Envie de garder pour soi, artifice, calcul.

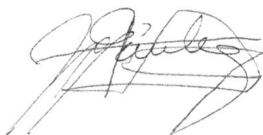

Séquence 3 La signature

Quelques signes particuliers

L'étude des signes particuliers vient compléter l'observation de l'écriture.

Elle se réalise en dernier, car il serait dangereux de se laisser influencer par la forme d'une seule lettre.

Nous ne pourrons pas passer ici en revue tous les signes et toutes les lettres de l'alphabet. Il vous faut donc observer votre écriture et repérer les lettres qui vous paraissent significatives. Ensuite retracez-les sur une feuille pour bien comprendre et suivre le geste, puis interprétez, selon la forme, la dimension, la direction... comme vous l'avez fait jusqu'à présent.

Rappel : n'oubliez pas qu'il faut qu'un signe soit répété pour que vous puissiez le prendre en considération.

Le trait d'attaque et le trait final

Le trait d'attaque

Le trait d'attaque est le premier tracé lorsqu'on écrit un mot ; il est donc à gauche et avant l'action représentée par le mot. Il est symboliquement rattaché au passé (la mère, la famille).

L'interprétation varie selon sa forme et son intensité.

■ **Arrondi**

Serviabilité, amabilité et douceur.

un rendez-vous

■ **Direct**

Activité, affirmation.

un rendez-vous

■ **Surélevé**

Orgueil, volonté de marquer sa présence.

un rendez-sous

Le trait final

Avec la même logique, nous constatons que le trait final se réalise juste après l'action représentée par le mot et occupe l'espace vers la droite. Il est symboliquement rattaché au futur (le père, l'avenir).

L'interprétation varie selon sa forme et son intensité.

■ **Court**

Contrôle ou timidité, inhibition.

un rendez vous

■ Courbé

Amabilité, envie de ne pas perdre le contact.

un rendez vous

■ Prolongé

Expansivité, bavardage, mais aussi méfiance.

un rendez vous

D'autres exemples sont possibles ; ne cherchez pas à retrouver systématiquement tous les critères dans votre écriture et n'oubliez pas que la signification est fonction du contexte.

Les lettres minuscules

Dans une analyse graphologique, il est important de regarder toutes les lettres. Néanmoins il est aussi vrai que certaines lettres ont une signification plus distincte dont il faut tenir compte. Bien sûr, il faut que ces lettres reviennent fréquemment dans le texte pour que l'on s'y intéresse.

Les lettres sont construites en trois parties : hampe, corps, jambage. Le haut de la lettre (hampe) est associé au monde des idées (au sens large) ; le bas de la lettre (jambage), au concret, à la terre, au quotidien ; le milieu de la lettre, situé dans la zone médiane (corps), à la conscience de soi.

La lettre f

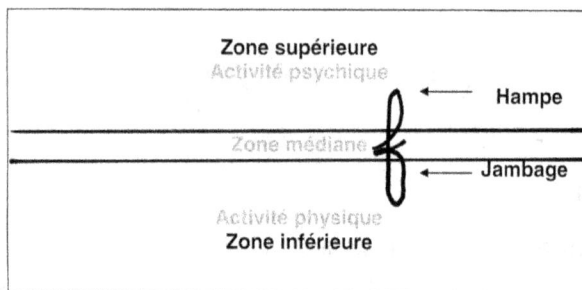

```
Zone supérieure
Activité psychique
                              ← Hampe
Zone médiane
                              ← Jambage
Activité physique
Zone inférieure
```

■ **Harmonie des trois zones**

Équilibre entre la réflexion et la réalisation.

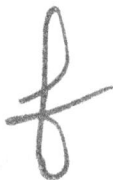

■ **Jambage prolongé**

La réalisation, le sens concret sont privilégiés dans l'action.

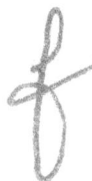

■ Hampe prolongée

La réflexion, l'imagination ou le domaine spirituel sont favorisés.

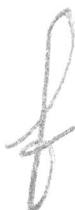

La lettre a

Le a minuscule est un ove significatif. Il faut regarder sa dimension par rapport aux autres lettres et sa forme.

La taille du a indique le degré d'importance de l'affectif dans les rapports du scripteur avec autrui.

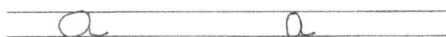

Plus l'ove est dilaté, plus il est significatif d'un affectif agissant par souci de bienveillance ou besoin de relations ou/et besoin de reconnaissance.

La lettre e

Le e donne une indication précieuse sur le mode d'expression du scripteur.

■ Boucle claire et formée

Extraversion.

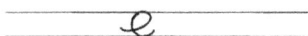

■ **Boucle plus ou moins resserrée ou pochée**

Introversion.

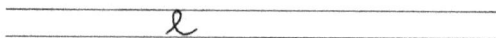

La lettre t

Le t minuscule est le symbole de la volonté.

■ Impulsivité

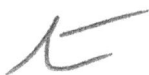

■ Régularité

■ Douceur

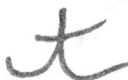

■ Autorité

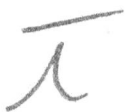

■ Efficacité

Les lettres majuscules

L'étude des majuscules ne vient qu'après l'étude globale de l'écriture. Il serait dangereux de ne fixer son attention et donc son interprétation que sur cet élément.

Voici deux questions à se poser lors de l'analyse des majuscules :

▶ quelle est la taille des majuscules par rapport au reste de l'écriture ? Le rapport entre les minuscules et les majuscules indique l'harmonie entre l'être et le paraître et précise certains désirs et la dose d'ambition. La disproportion par rapport aux autres lettres est un indicateur d'excès ;

▶ quelles sont les caractéristiques de la forme des majuscules ? On utilise les mêmes grilles d'analyse que pour le reste de l'écriture. La forme des majuscules indique le genre de personnalité du scripteur ou de la scriptrice.

On observe tout particulièrement les proportions de quelques lettres majuscules, telles que le B, le C et le P.

▶ Le B majuscule évoque l'attachement à l'enfance.

▶ Le C majuscule évoque le désir de ramener les choses à soi.

▶ Le P majuscule évoque l'autorité.

▨ Majuscule calligraphique

Conformisme.

▨ Majuscule trop grande

Ambition d'envergure, ambition orgueilleuse.

▨ Majuscule trop petite

Modestie, manque d'ambition.

Synthèses graphologiques professionnelles de Philippe et de Catherine

En reprenant les connaissances acquises dans cet ouvrage, vous pouvez désormais dresser une trame de l'analyse graphologique profession-nelle.

Philippe

Philippe est un candidat fin et nuancé dans l'analyse des faits et dans la recherche de résultats adaptés aux situations professionnelles. Son raisonnement est souple pour trouver des solutions qui conviennent à la majorité. Il travaille avec conviction et a à cœur de défendre son point de vue en respectant celui des autres.

L'amour propre est agissant, de ce fait Philippe a besoin d'être reconnu et respecté dans ses valeurs. Autonome dans son travail, il est fiable et intègre. Il ne rencontre aucune difficulté pour évoluer dans sa fonction, il est capable de se projeter et il peut réaliser ses ambitions.

Activité : besoin de projets innovants et opérants. Tenace dans la mise en place des actions à mener plus que dans leur suivi.

Forme d'intelligence : rapide, fine et originale.

Comportement : calme et tolérant. Il contrôle son besoin de voir ses idées retenues et appréciées. Susceptibilité de fond contrôlée.

Points forts : recherche de solutions adaptées et goût pour développer des projets avec autonomie dans le respect de ses valeurs. Fidèle dans ses engagements. Sérieux et rigoureux sans être rigide.

Points faibles : amour propre présent, occasionnant une susceptibilité contrôlée.

Catherine

L'analyse domine chez cette candidate qui travaille avec un souci manifeste de qualité et de précision. Catherine est une personne d'ordre et de principes, qui a besoin de travailler sur des projets clairement établis avec une ligne de conduite définie pour se sentir rassurée. Elle a à cœur d'apporter une collaboration positive et de mener à bien ses missions, qu'elle gère en toute autonomie.

Malgré une certaine discrétion, Catherine est sociable et à l'aise dans la relation. Réceptive à ce qui l'entoure, n'aimant pas gérer les conflits ou être l'objet de critiques, elle favorise une atmosphère harmonieuse. Parfaitement adaptée à sa fonction, elle peut transmettre ses connaissances et encadrer une petite équipe permettant une ambiance propice aux échanges.

Activité : régulière et précise. Volonté de mener à terme ce qu'elle entreprend.

Forme d'intelligence : dominante analytique. Finesse de raisonnement.

Comportement : aisance relationnelle, dévouée, besoin de ne pas se sentir écartée des décisions ou des orientations prises par sa hiérarchie directe.

Points forts : fiabilité et engagement dans ses missions.

Points faibles : rythme freiné par souci de contrôle.

Conclusion

Nous voici arrivés à la fin de cet ouvrage. Comme un graphologue, vous avez suivi les étapes pour élaborer une fiche technique. Vous pouvez désormais situer votre profil graphologique professionnel.

La fiche technique que vous avez remplie au fur et à mesure de votre lecture peut vous aider à mener votre entretien d'embauche en valorisant vos atouts et en corrigeant vos faiblesses.

Annexe A

Récapitulatif

Critères	Observations	Conclusions
Symbolisme de l'espace		
Rapport noir/blanc		
Marges : – gauche		
– droite		
– bas		
– haut		
Ordonnance		
Forme		
Direction/inclinaison		
Dimension		
Vitesse		
Pression		
Continuité		

Fiche technique

Votre écriture

Le symbolisme de la gauche et de la droite :

Les marges :

Le rapport entre le noir et le blanc :

L'ordonnance :

La forme :

La direction/l'inclinaison :

La dimension :

La vitesse :

La pression :

La continuité :

La signature :

Les signes particuliers :

Qu'avez-vous appris sur votre activité ?

Qu'avez-vous appris sur la forme de votre intelligence ?

Qu'avez-vous appris sur votre comportement ?

Annexe B

Modèles d'écritures

Vous trouverez ici rassemblés les lettres de motivation de Philippe et de Catherine, les exemples utilisés dans le courant du livre avec l'ajout de l'indication du scripteur ou de la scriptrice, ainsi que d'autres exemples qui vous permettront d'exercer et d'affiner votre sens de l'observation.

Annexe B

Philippe et Catherine

Philippe, 38 ans, directeur adjoint de mission locale

Madame,

Je me permets de vous adresser ma candidature au poste de directeur de la Mission locale pour l'Emploi.

Depuis plus de 12 ans, au sein du réseau, j'ai successivement occupé les fonctions de conseiller d'insertion, responsable de secteur puis directeur-adjoint depuis septembre 2004.

Au cours de ces années, je me suis animé autour de valeurs et de convictions issues de l'expérience de l'accompagnement des jeunes et notamment ceux les plus en difficultés. Elles trouvent également leur racines dans le projet de Bertrand Schwartz plus que jamais d'actualité.

Pour terminer, il me semble important de vous témoigner de ma conviction de ne pas simplement exercer une profession mais de contribuer à notre mesure à un projet de société où les jeunes que nous accompagnons trouveront leur place.

Dans l'attente de vous rencontrer, je vous prie d'agréer, Madame la Présidente, l'expression de mes sentiments distingués.

© Eyrolles Pratique

Catherine, 50 ans, assistante de direction

Madame, Monsieur,

Votre annonce perçue sur le site de l'ANPE a retenu mon attention et je vous propose de mettre mes compétences et mon expérience à votre service.

J'ai travaillé comme responsable administrative et assistante du directeur des facultés, et business manager sur des projets informatiques ; j'ai apporté aussi conseil et assistance à la direction et aux équipes conduisant des projets.

Une solide expérience administrative ainsi que l'encadrement d'une équipe m'a permis de comprendre les enjeux de la gestion administrative et de la bonne coordination des ressources humaines.

En tant que gestionnaire d'un budget de plusieurs millions, j'ai acquis des compétences dans le management d'un budget et la supervision de la comptabilité.

Une bonne vision de l'ensemble me permet de bien saisir les objectifs stratégiques de la Société et de travailler en utilisant toutes mes compétences pour y répondre.

Enfin, je maîtrise très bien l'outil informatique et je suis bilingue Français-Anglais.

En espérant avoir le plaisir de vous rencontrer, je vous prie de croire, Madame, Monsieur, à l'assurance de mes salutations distinguées.

Autres modèles

Homme de 36 ans, ingénieur chimiste qualité

Les douze années d'expérience acquises pour partie en relation avec les plus grandes industries chimiques nationales et internationales m'ont permis de bien comprendre les problèmes et besoins de celles-ci et de connaître la validité des études et de leurs résultats.

Homme de 34 ans, éducateur spécialisé

Je reste à votre entière disposition pour complémentaires.

Veuillez agréer, Monsieur, l'expression mes les meilleurs.

Femme de 40 ans, directrice structure d'insertion sociale

Je souhaiterais vivement en savoir plus sur les missions du poste proposé et vous faire part de mes motivations et convictions profondes.

Homme de 47 ans, contrôleur de gestion

> Mon sens de l'organisation, ma bonne connaissance des mécanismes comptables, ainsi que ma connaissance des langues anglaise et allemande, et une certaine mobilité, seraient les atouts que je mettrais en avant pour ce type de poste.

Femme de 40 ans, acheteuse en prêt-à-porter

> Merci d'avance pour votre réponse, et pour la correction de ce devoir.
> Bien cordialement

Femme de 50 ans, formatrice

> Bien entendu, je me tiens à votre entière disposition pour compléter ce premier entretien.

Homme de 45 ans, ingénieur en informatique

> Dans cette attente, veuillez agréer, Messieurs, l'expression de mes sentiments les plus respectueux et dévoués.

Homme de 35 ans, comptable

Au cours de l'entretien que vous voudrez bien m'accorder, je pourrai vous donner de plus amples informations. Dans l'attente je vous prie de croire, Monsieur, en l'assurance de mes sentiments distingués.

Homme de 30 ans, informaticien

Spécialiste de la mise en place ou l'amélioration d'outils de suivi, j'ai su garantir la fiabilité des informations utiles aux prises de décision.

Femme de 28 ans, hôtesse d'accueil

Si Vous souhaitez me Rencontrer afin de me fixer un Rendez-Vous pour un entretien Je me mets à Votre entière disposition.

Homme de 40 ans, webmaster

Dans l'attente de Votre Réponse, je vous prie d'agréer, Monsieur, l'expression de mes sentiments Respectueux

Femme de 40 ans, secrétaire

Dans cette attente, et avec mes remerciements anticipés,

Je vous prie de croire, Monsieur le Directeur, à l'expression de mes sentiments les meilleurs.

Femme de 38 ans, adjointe ressources humaines

Je me permets de solliciter votre bienveillance pour l'examen de ma candidature à un poste soit au service du personnel, au service formation ou encore à un poste à dominante commerciale car j'ai une préférence pour les contacts humains.

Femme de 26 ans, vendeuse prêt-à-porter

Bien entendu je me tiens à votre entière disposition pour compléter ce premier entretien.

Femme de 25 ans, adjointe ressources humaines

Je serai heureuse de vous rencontrer pour un entretien qui permettrait un échange d'informations et une définition plus complète de nos objectifs respectifs.

Lexique

Blanc dans la page : partie non écrite dans la page.

Délié : trait remontant.

Hampe : partie supérieure de la lettre.

Harmonie : équilibre globale de l'écriture.

Jambage : partie inférieure de la lettre.

Noir dans la page : partie écrite dans la page.

Ove : lettre à cercle (comme le o ou le a).

Plein : trait descendant.

Rythme : cadence.

Scripteur/scriptrice : celui ou celle qui écrit.

Syndrome : ensemble des traits dominants de la personnalité.

Tracé : chemin suivi par la coulée d'encre.

Trait : coulée d'encre qui constitue l'écriture.

Typologie : étude des traits caractéristiques dans un ensemble de données en vue d'y déterminer des types et des systèmes. Hippocrate classait par exemple les individus en quatre groupes selon leur tempérament : les nerveux, les sanguins, les bilieux et les lymphatiques. D'autres typologies existent et elles sont complémentaires pour une analyse graphologique.

Zone médiane : partie centrale de la lettre.

Bibliographie

Crépieux-Jamin Jules, *ABC de la graphologie*, PUF, 1990.

Klages Ludwig, *L'Expression du caractère dans l'écriture*, Delachaux et Niestlé, 1953.

Klages Ludwig, *La Graphologie*, Stock, 1943.

Peugeot Jacqueline, Lombard Arlette, Noblens Madeleine (de), *Manuel de graphologie*, Masson, 2001.

Pulver Max, *Le Symbolisme de l'écriture*, Stock, 1993.

Saint-Morand H., *Les Bases de l'analyse de l'écriture*, Mortagne, 1996.

Le Senne René, *Traité de caractérologie*, PUF, 2001.

Table des matières

www.ingramcontent.com/pod-product-compliance
Lightning Source LLC
Chambersburg PA
CBHW050544280326
41933CB00011B/1713